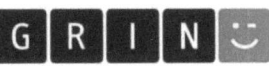

Adipositasprävention in Kindertagesstätten

Lisa-Marie Querfeld

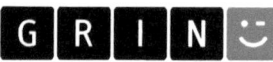

Bibliografische Information der Deutschen Nationalbibliothek:

Die Deutsche Nationalbibliothek verzeichnet diese Publikation in der Deutschen Nationalbibliografie; detaillierte bibliografische Daten sind im Internet über http://dnb.d-nb.de abrufbar.

ISBN: 9783346295712
Dieses Buch ist auch als E-Book erhältlich.

Diploma Hochschule

Private Fachhochschulen Nordhessen

Bad Sooden-Allendorf

Adipositasprävention in der Kita

Modul: Bildungsbereich: Mathematik, Natur und Umwelt

Veranstaltung: Gesundheits- und Umwelterziehung

Abgabe: 22.12.2018

Lisa-Marie Querfeld

Bachelor Kindheitspädagogik, 5. Fachsemester

Studienzentrum: Virtuell

Kiel, den 21.12.2018

Inhaltsverzeichnis

1. Einleitung und Einordnung

15% der deutschen Kinder weisen ein erhöhtes Gewicht auf (vgl. Kersting 2009, S. 6) – die eine Hälfte ist übergewichtig, die andere bereits adipös (vgl. BZgA, o.J.). Hinzu kommt ein weit verbreiteter Bewegungsmangel. Diese Kombination legt bereits im frühen Kindesalter den Grundstein für schwerwiegende gesundheitliche Probleme, die jedoch durch gezielte Präventionsmaßnahmen und Aufklärung verhindert werden können.

Ziel dieser Arbeit ist es, ein Bewusstsein für die Gefahren frühkindlicher Adipositas zu schaffen und geeignete pädagogische Präventivmaßnahmen aufzuzeigen, die bereits in Kindertagesstätten, vor dem Schuleintritt, angewendet werden können. Es gilt, Adipositas so früh wie möglich zu vermeiden, um Kinder vor den langfristigen Folgen zu schützen. Die Kita ist als Lebensmittelpunkt ein geeigneter Ort, um sich der Problematik der Adipositas zu stellen.

Zunächst erfolgen Hintergrundinformationen zum Thema Ernährung. Das Ernährungsverhalten und die Lebensumwelten von Kindern bilden die Basis, um Fehlernährungen und Problematiken zu verstehen. Anschließend erfolgt eine Einordnung der Begriffe Übergewicht und Adipositas. Mithilfe der Kieler Adipositasstudie wird die Problematik einer kindlichen Adipositas weiter verdeutlicht. Außerdem erfolgt eine Betrachtung von Ernährungskonzepten für Kitas. Den Abschluss bildet die pädagogische Prävention, die im Rahmen von Kindertagesstätten stattfinden kann.

2. Ernährungsverhalten und Lebensumwelten von Kindern

Einführend erfolgt eine Einordnung des weiten Begriffs der Ernährung und wie sich diese in der heutigen Lebenswelt von Kindern einbettet. Um zu verstehen, wie Adipositas und Übergewicht durch Fehlernährung entstehen, muss eine Betrachtung des generellen Ernährungsverhaltens erfolgen.

2.1 Prägung des Essverhaltens im Kindesalter

Vorlieben für Lebensmittel und die Prägung des Essverhaltens sind durch verschiedene Komponenten geprägt. Zum einen sind diese Faktoren genetisch bedingt, zum anderen erfahren sie weitere Ausprägung durch das Essverhalten der Mutter während der Schwangerschaft und Stillzeit (vgl. Kersting 2009, S. 67).

Vorbilder sorgen für Prägung und Nachahmung im Essverhalten (vgl. ebenda, S. 70): der natürliche Reiz nach Hunger und Durst wird durch feste Mahlzeit und permanente Lebensmittelverfügbarkeit ersetzt; Geschmack von Lebensmitteln wird mit Erfahrung und Aussehen gekoppelt (vgl. ebenda). Positives Imitationslernen entsteht nur durch positives Vorleben (vgl. ebenda, S. 72). Die „spezifisch-sensorische Sättigung" beim Kind sorgt bei immer gleichen Speisen für Ablehnung (vgl. ebenda, S. 69), sodass der Körper von Natur aus Vielfalt verlangt.

Durch den Begriff „gesund" können negative Konnotationen mit Lebensmitteln entstehen. Häufig ist dieser Begriff mit Zwang und Bevormundung verbunden (vgl. ebenda, S. 72). Gleichzeit fördern Verbote von beispielsweise Zucker den Reiz nach selbigem, der oft außerhalb der Familie, z.B. bei Freunden ausgelebt wird (vgl. ebenda, S.74). Eine „Abschreckungspädagogik" greift bei Kindern insofern nicht, als dass ihnen langfristige Konsequenzen wie „Karies bei Zuckerkonsum" nicht verständlich sind oder nicht einmal eintreten (vgl. ebenda, S. 71).

Leonhäuser stellt fest, dass Akademikereltern mit mehr Konsequenz versuchen, auf eine gesunde Ernährung zu achten, indem sie qualitativ hochwertigere Lebensmittel kaufen, kindgerechte Gerichte zubereiten und gemeinsam mit den Kindern mehr Obst und Gemüse verzehren (vgl. Leonhäuser 2009, S. 119). In der Kita zeigen sich Kinder durch gemeinsames Essen weniger wählerisch und lernen Neues kennen (vgl. ebenda, S. 125).

2.2 Mahlzeiten im Familienalltag

Bisher existieren in Deutschland nur wenige und unzureichende Studien zur familiären Ernährungsversorgung (vgl. ebenda, S. 89). Generell lassen sich zwei entgegengesetzte Thesen festhalten: Zum einen findet eine Auflösung der klassischen drei Hauptmahlzeiten statt, anstelle derer individuelle und situative Nahrungsaufnahmen treten (vgl. ebenda); zum anderen findet die Forschung nach wie vor eine „kulturelle Persistenz fester Mahlzeiten" (ebenda) vor. Im Zuge dessen unternahmen Leonhäuser et al eine qualitative Befragung auf Basis von 56 Interviews (von denen 48 ausgewertet wurden), um Antworten zur Ernährungsversorgung in Familienhaushalten zu finden (vgl. ebenda).

2.2.1 Das Frühstück

Die Hauptverantwortung für das Frühstück in Familien tragen Mütter, da die Väter meist berufsbedingt bereits früh außer Haus sind (vgl. ebenda, S. 90). Im Schnitt wird für das Frühstück ein Zeitaufwand von etwa 20 Minuten betrieben (vgl. ebenda). Mütter mit Schulkindern frühstücken häufiger gemeinsam, als Mütter mit Kita-Kindern. Als Gründe dafür werden „Zeitnot, Hektik, Aufsicht und Diskussionen" (ebenda) genannt. Wenn ein Kind zu Hause nicht isst, so erhält es zumindest eine Versorgung für den Vormittag (vgl. ebenda, S. 91).

Als Kompensation für ein kurzes Frühstück innerhalb der Woche dient das Wochenende (vgl. ebenda). Hierbei dient das Frühstück nicht nur als Mahlzeit, sondern als sozial-kommunikativer Faktor (vgl. ebenda). Die Zeit ist nebensächlich und auch die Dauer ist deutlich ausgiebiger, als im beruflichen Alltag (vgl. ebenda).

2.2.2 Das Mittagessen

Voll erwerbstätige Mütter greifen auf eine Vielzahl an Arrangements für die Verpflegung ihrer Kinder zurück. Neben dem Mittagessen in der Kita oder im Hort sorgen Großeltern, befreundete Mütter, Haushaltshilfen oder Kindermädchen für die Kinder (vgl. ebenda, S. 93). Je älter das Kind, desto selbstständiger seine Verpflegung (vgl. ebenda). Alternativ erhalten Schulkinder neben einer ausreichenden Verpflegung von zu Hause kleine Geldbeträge (vgl. ebenda).

Ein warmes Mittagessen zwischen 12-14 Uhr am Wochenende scheint keine kulturelle Norm mehr zu sein (vgl. ebenda, S. 95). Wenn es stattfindet, dann schnell und unkompliziert, da das Frühstück oft so spät und ausgiebig war, dass das Mittagessen übersprungen wird und die nächste Mahlzeit nachmittags in Form von Kaffee und Kuchen stattfindet (vgl. ebenda).

2.2.3 Das Abendessen

Die Studie belegt, dass das Abendessen als wichtigste Mahlzeit gesehen wird (vgl. ebenda, S. 96). Es dient dem Zusammensein, gemeinsamen Gesprächen und findet mehrmals pro Woche für 30 Minuten und länger während der Zeit zwischen 18-20 Uhr statt (vgl. ebenda). Je kleiner die Kinder, desto früher findet das Abendessen statt (vgl. ebenda). Mehrheitlich wird abends Brot, Wurst und Käse verspeist. Ein warmes Abendessen wird nur dann eingenommen, wenn es zuvor kein warmes Mittagessen gab (vgl. ebenda, S. 96). Außerdem sehen manche Mütter die Verpflegung in Kita und Schule als qualitativ unzureichend an oder es gehört in Familien mit Migrationshintergrund zum kulturellen Standard, ein warmes Abendessen einzunehmen (vgl. ebenda).

Am Wochenende bildet das gemeinsame Abendessen mehrerer Familien mit Kindern eine Form der Sozialkontaktpflege (vgl. ebenda, S. 98). In Arbeiterfamilien findet zusätzlich häufiger der Konsum von Fast Food statt (vgl. ebenda). Wenn das Abendessen zu Hause eingenommen wird, dann häufig im Wohnzimmer beim Fernsehen (vgl. ebenda).

3. Übergewicht im Kindesalter und Folgen

Die Kinder- und Jugendgesundheitssurvey (KiGGS) gibt an, dass 15% der 3-17-jährigen Kinder zu dick sind. Das folgende Kapitel beschreibt die Begriffe „Übergewicht" und „Adipositas" unter den Aspekten der Klassifizierung, der Entstehung und den Folgen.

3.1 Klassifizierung

Ein Mensch gilt als übergewichtig, wenn der „Fettanteil an der Gesamtkörpermasse pathologisch erhöht" ist (Fröhlich 2007, S. 14). Graf definiert es wie folgt: „Eine Vermehrung des Fettgewebes und damit der Energiespeicher des Körpers tritt auf, wenn die Energiezufuhr den Energieverbraucht übersteigt." (Graf 2007, S. 10).

Die Spannweite von „Normalität" lässt bei der Bewertung von Gewicht bei Kindern eine größere Spannweite zu, da sich Kinder im Wachstum befinden und dieses sehr unterschiedlich verläuft (vgl. Kersting 2009, S. 128). Es gibt altersspezifischen Perzentilen für den BMI von Jungen und Mädchen: Werte >90. Perzentile bedeuten Übergewicht, Werte >97. Perzentile bedeuten Adipositas (vgl. ebenda). Auffällig ist, dass mehr Mädchen als Jungen übergewichtig, aber mehr Jungen als Mädchen adipös sind (vgl. ebenda).

3.2 Entstehung

Die Entstehung von Übergewicht im Kindesalter ist ein komplexes Problem, dass sich selten auf eine Ursache zurückführen lässt. Neben Genetik, Prägungen, sozialen Unterschieden, Produktangeboten und der heutigen Überpräsenz vermeintlich sinnvoller „Kinderprodukte" sind Bewegungsmangel und eine zu hohe Nahrungszufuhr wichtige Determinanten (vgl. ebenda, S. 130).

Phasen eines erhöhten Risikos für Übergewicht bilden die Schwangerschaft der Mutter, die frühe postnatale Phase und das Zeitfenster des Adiposity Rebound (der Anstieg des BMIs ab dem 6. Lebensjahr) (vgl. ebenda, S. 14). Eine schnelle Gewichtszunahme im Kindesalter wirkt begünstigend für eine erhöhte Körperfettentwicklung (vgl. ebenda, S. 15).

Des Weiteren treten bei Adipositas Korrelationen zwischen dem Fernsehkonsum und der Menge des konsumierten Fetts und gesüßten Getränken auf (vgl. Graf 2007, S. 13). Der soziale Status und ein Migrationshintergrund sind ebenfalls Faktoren für eine höhere Prävalenz für Übergewicht (vgl. Kersting 2009, S. 119).

3.3 Folgen

Neben diabetischen und kardiovaskulären Folgen weisen adipöse Kinder Krankheiten auf, die mit dem Erwachsenenalter assoziiert sind: Kreislauf- und Stoffwechselprobleme, Fettleber oder orthopädische Folgeerkrankungen sind keine Seltenheit (vgl. ebenda, S. 129). Hinzu kommt eine erhöhte Gefahr von psychischen Folgen wie Ausgrenzung, Essstörungen und ein vermindertes Selbstwertgefühl (vgl. ebenda). Ein Bewegungsmangel führt zu generellem Leistungsverlust und verringertem Bewegungserfolg (vgl. Friedrich 2006, S. 11). Weiter Folgen sind Schlafstörungen und damit einhergehende Tagesmüdigkeit, ein frühzeitiges Einsetzen der Pubertät bei Mädchen und ein mögliches Brustwachstum bei Jungen (vgl. ebenda, S. 18).

4. Kieler Adipositasstudie

Die Kieler Adipositasstudie KOPS ist eine Langzeitstudie des Instituts für Humanernährung an der Christian-Albrechts-Universität zu Kiel. Sie startete erstmals von 1996-2001 als KOPS I (vgl. Czerwinski-Mast 2003, S. 727). In diesem Zeitraum wurden die biologischen, sozioökonomischen, ernährungs- und verhaltensrelevanten Daten von 4997 Kinder im Alter von 5-7 Jahren im Rahmen der Schuleingangsuntersuchung aufgenommen (vgl. ebenda). Ziel der Studie ist es, Determinanten einer frühkindlichen Adipositas zu erfassen und die Adipositasrate von Kindern und Jugendlichen zu senken (vgl. ebenda).

4.1 Aufbau der Studie

KOPS zielt darauf ab, die Zahl der übergewichtigen und adipösen Kinder im Rahmen einer Querschnittsstudie zu erfassen und anschließend diesen Kindern und ihren Familien zu gezielten Maßnahmen zu raten und diese in einer Längsschnittstudie zu untersuchen (vgl. ebenda, S. 728). Der Ablauf sieht wie folgt aus:

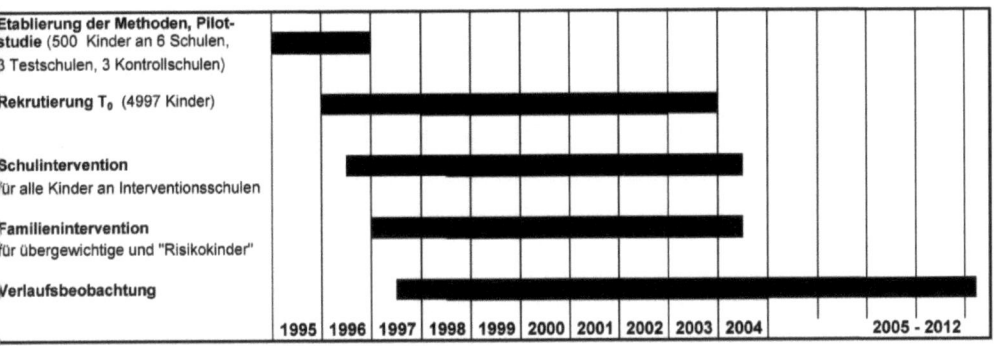

Abb. 1 ▲ Zeitplan der Kieler Adipositaspräventionsstudie (KOPS)

Abbildung 1: Zeitplan KOPS

Als relevante Daten gelten hierbei beispielsweise Körpergröße und -gewicht, Umfangsmessungen, Hautfaltendicke und eine Bioimpendanzanalyse (vgl. ebenda, S. 729). Die Daten zum Ernährungsverhalten wurden mittels Fragebogen erfasst (vgl. ebenda). Die gültige Auswertung von KOPS I bezieht sich auf 1841 Datensätze, KOPS II auf 2518 Datensätze (vgl. Johannsen 2009, S. 6).

4.2 Zentrale Ergebnisse

Der Anteil der übergewichtigen Kinder betrug in KOPS I 12,4% (Czerwinski-Mast, S. 729), was annähernd mit dem genannten Anteil von ca. 15.% der übergewichtigen Kinder in Deutschland korreliert, in KOPS II betrug der Anteil 12,2% (vgl. Johannsen 2009, S. 23). Als zentrale Determinanten dafür werden das Gewicht der Eltern und der soziale Status genannt (vgl. ebenda).

Als Präventionsmaßnahmen wurde für die betroffenen Schüler eine 6-8-stündige Unterrichtseinheit zum Thema Ernährung angeboten und das Konzept der „Bewegten Pause" vorgestellt (vgl. ebenda, S. 730). Die Eltern wurden von Lehrern, die ein Fortbildung erhalten hatten, bei Informationsabenden aufgeklärt (vgl. ebenda). Die Inzidenz von Übergewicht konnte dadurch um 29% gesenkt werden (vgl. ebenda). Für die Intervention in der Familie, wo ebenfalls mindestens ein Elternteil übergewichtig oder adipös war, fanden Beratungen und zusätzlicher Sportunterricht für die Kinder statt (vgl. ebenda). Auch diese Intervention erwies sich als erfolgreich (vgl. ebenda).

Zusammenfassend lässt sich feststellen, dass die Zahl der übergewichtigen Kinder zwar signifikant ist, durch geeignete Präventionsmaßnahmen jedoch deutlich verringert werden kann. Ungünstige Verhaltensweise, die keinerlei Veränderungen erfahren, werden jedoch weiterhin die Prävalenz von Übergewicht negativ beeinflussen.

4.3 Übergewicht bei 5-7-jährigen Kindern

Anhand der Trendanalyse der Daten zur Schuleingangsuntersuchung lässt sich feststellen, dass Übergewicht in der Zeit von 1996 bis 2005 stetig zugenommen und im Jahr 2005 einen Höchststand erreicht hat (vgl. Johannsen 2009, S. 20). In den darauffolgenden Jahren ist die Prävalenz für Übergewicht zwar gesunken, sie hält sich jedoch auf einem gleichbleibenden Plateau (vgl. ebenda). Gleiche Tendenzen gelten für Adipositas (vgl. ebenda, S. 22). Besonders gefährdet zeigt sich hier die Gruppe der Kinder mit mittlerem sozialem Status: der Anteil der übergewichtigen Kinder sinkt, während der Anteil der adipösen Kinder steigt (vgl. ebenda, S. 37). Steigende Prävalenzen lassen sich besonders bei Mädchen verzeichnen (vgl. ebenda, S. 82).

Der Einfluss der Ernährung ist unterschiedlich zu bewerten. KOPS I stellte fest, dass der Konsum von Salzgebäck und Limonade eine hohe Wahrscheinlichkeit für Übergewicht begünstigt, wohingegen diese These in KOPS II nicht bestätigt werden konnte (vgl. ebenda, S. 58). Die Kombination eines seltenen Obstkonsums und gleichzeitig häufigem Verzehr von Fast Food scheint in beiden Studienpopulationen die Tendenz für Übergewicht zu begünstigen (vgl. ebenda). Der Anteil von Gemüse an der Ernährung ist gestiegen (vgl. ebenda, S. 61).

5. Ernährungskonzepte

Um einer Fehlernährung entgegen zu wirken, existieren auf Basis des theoretischen Wissens einer gesunden Ernährung zahlreiche Empfehlungen zur praktischen Umsetzung. Als eines der geläufigsten Programme ist hier das Konzept der Optimierten Mischkost zu nennen, welches nachfolgend erläutert wird. Die Landeshauptstadt Kiel hat eine Broschüre mit dem Titel „Lecker essen – gut ernähren" veröffentlicht, die auf die Qualitätsstandards in der Kita Verpflegung eingeht und entsprechende Empfehlungen formuliert.

5.1 Anforderungen an eine „gesunde Ernährung"

Seit dem Jahr 2000 existieren deutschlandweite einheitliche Referenzwerte für die Nahrungszufuhr von der DGE (vgl. Reinehr 2012, S. 26). Für Kinder gibt es hierbei eine Abstufung in acht Altersgruppen. Hierbei handelt es sich lediglich um Empfehlungen, die folgende Standards berücksichtigen:

- (kulturell bedingte) Lebensmittelverzehrmuster
- Umsetzbarkeit für die Gesamtbevölkerung
- Praktikabilität und Verständlichkeit
- Formulierung in Kurzbotschaften
- Berücksichtigung von geschmacklichen Präferenzen bei Kindern (vgl. ebenda)

Der individuelle Gesundheitszustand und Energiebedarf einer Einzelperson ist dabei immer, sogar von Tag zu Tag, unterschiedlich (vgl. ebenda). Die Empfehlungen eignen sich besonders für die Speisepläne von Gemeinschaftseinrichtungen, wo viele Kinder erreicht werden (vgl. ebenda) und sind so ausgelegt, dass die Ernährung vor Gesundheitsschäden schützt, gleichzeitig aber für volle Leistungsfähigkeit sorgt und das kindliche Wachstum und die Entwicklung absichern (vgl. ebenda). Ernährung muss Energie für Wachstum, Entwicklung und Leistungsfähigkeit liefern, gleichzeitig aber auch präventiv vor Krankheiten schützen und nicht zu einem Kalorienüberschuss führen (vgl. Graf 2007, S. 21).

Erstrebenswert ist eine überwiegende Aufnahme von komplexen Kohlenhydraten, pflanzlichen und ballaststoffreichen Lebensmitteln; Zucker und Fette sollten nur begrenzt zur Verfügung stehen (vgl. ebenda). Zusammenfassend ergeben sich folgende Empfehlungen für eine verbesserte, kindgerechte Ernährung:

- Mehr pflanzliche Lebensmittel und Vollkornprodukte
- Mehr Wasser
- Mehr fettreduzierte Wurst- und Fleischwaren
- Mehr Rapsöl für ein verbessertes Fettsäuremuster
- Den Trend zu fettreduzierten Milchprodukten fortsetzen
- Verringerung des Anteils von Süßigkeiten
- Fast Food auf 1-2 Mal in der Woche begrenzen
  (vgl. Graf 2007, S. 38).

Auffällig ist, dass Kinder häufig sehr wohl ein breites Wissen über eine gesunde Ernährung verfügen, dieses aber in der Familie nur unzureichend angewendet wird. Dieses Phänomen wird als „kognitive Diskrepanz" bezeichnet (vgl. Schneider 2017, S. 326).

5.2 „optimiX": Das Konzept der Optimierten Mischkost

Um die Bezeichnung „nährstoffreich" für Eltern zugänglich zu machen, entwickelte das Dortmunder Forschungsinstitut für Kinderernährung das Konzept der Optimierten Mischkost, genannt optimiX (vgl. ebenda, S. 21). Da die tatsächliche Ernährung von Kindern in puncto Fettzufuhr besonders abweicht und somit zu einer erhöhten Energiedichte führt (vgl. ebenda S. 24), wurden für die Lebensmittelauswahl drei einfache Regeln formuliert: die reichliche Zufuhr von

Wasser und pflanzlichen Lebensmitteln, der mäßige Verzehr von tierischen Produkten und ein sparsamer Umgang mit fett- und zuckerreichen Lebensmitteln (vgl. ebenda, S. 21).

Speisepläne nach optimiX werden für sieben Tage und so konzipiert, dass die empfohlenen Nährstoffwerte für 4-6-Jährige eingehalten werden. Konkret bedeutet dies einen Anteil an der Gesamtenergie von 13,8% Protein, 32,8% Fett und 53,4% Kohlenhydraten (vgl. Kersting 2009, S. 31). Mit steigendem Alter des Kindes steigt auch der Energiebedarf, sodass die Gesamtenergie angepasst wird, die jeweiligen Anteile aber gleichbleiben (vgl. Graf 2007, S. 32). Innerhalb der Pläne existiert eine Unterscheidung zwischen „empfohlenen" und „geduldeten" Lebensmitteln, sodass es immer auch einen Spielraum beispielsweise für Süßigkeiten gibt, welche bei moderater Bewegung akzeptabel sind (vgl. ebenda). Für ein 4-6-jähriges Kind bedeutet dies konkret, dass es 150 Kalorien pro Tag in Form von geduldeten Lebensmitteln konsumieren kann (vgl. ebenda). Dies entspricht entwa der Menge von 1,25 Kinderriegeln. Die Umsetzung von optimiX in der Kita kann wie folgt aussehen:

Speisen	Häufigkeiten[1]		Beispiele
Täglich ...			
„Sättigendes"	Vorschlag	4-mal Kartoffeln	pur, Püree, Eintopf
		2-mal Vollkornreis	pur, Auflauf, Eintopf
		2-mal Vollkornnudeln	pur, Auflauf
		1-mal Hülsenfrüchte	Bratling, Eintopf
		1-mal freie Wahl	
Gemüse/ Rohkost	Vorschlag	4-mal Rohkost	
		6-mal freie Wahl	
Und außerdem ...			
3- bis 4-mal Fleisch	Vorschlag	1-mal separat	Schnitzel, Hähnchenschenkel
		2-mal in Soße	Hacksoße, Gulasch, Eintopf
1- bis 2-mal Fisch	Vorschlag	1-mal fettreich	„Heringsstippe", Lachs
1-mal Ei oder 1-mal süßes Hauptgericht			Apfel-Quark-Auflauf, Milchreis
Und nicht vergessen ...			
3- bis 5-mal vegetarisches Gericht			Getreide-Gemüse-Pfanne, Kartoffel-Gemüse-Auflauf, Risotto mit Quarkdip, Spaghetti mit Gemüse-Bolognese

Häufigkeiten bezogen auf 10 Essenstage

Abbildung 2: Checkliste für die Beurteilung eines Speiseplans

Ob die Ernährung für Kind basierend auf den Empfehlungen ausreicht, lässt sich langfristig anhand des Gewichts und des BMIs beurteilen, da das Aktivitätslevel von Kindern sehr unterschiedlich ausfällt (vgl. ebenda, S. 34). Für Kita-Kinder misst Reinehr eine zentrale Bedeutung der warmen Mittagsmahlzeit zu. Das Essverhalten positiv beeinflussend sind hier feste Strukturen von Mahlzeiten, die ständige Verfügbarkeit von Wasser, die gemeinsame Mahlzeit von Kindern und Erziehern und die Erzieher in ihrer Vorbildfunktion (vgl. Reinehr 2012, S. 129). Für die Erzieher ist es wichtig, über eine Kompetenz im Bereich Kinderernährung zu verfügen und im Konzept optimiX geschult zu sein (vgl. ebenda).

5.3 "Lecker essen - gut ernähren"

Das Ministerium für Soziales, Gesundheit, Familie und Senioren Schleswig-Holsteins hat zur Qualität in der Kita-Verpflegung die Broschüre „Lecker essen – gut ernähren" veröffentlicht. Die Ernährungsbildung findet heute vermehrt in der Kita statt (vgl. Landesportal Schleswig-Holstein 2018b, S. 6). Ziel ist es, eine Handreichung für die Entwicklung eines gesunden und genussvollen Essverhaltens zu liefern (vgl. ebenda, S.7).

Es wird eingangs darauf hingewiesen, dass beispielsweise der Süßigkeiten Konsum von Kleinkindern etwa drei Mal so hoch wie empfohlen und der Verzehr von Wurst- und Fleischwaren ebenfalls übermäßig hoch ist (vgl. ebenda). Milchprodukte und Wasser werden nur unzureichend konsumiert (vgl. ebenda).

Das Zeitfenster von 0,5-2 Jahren gilt als besonders experimentierfreudig in der Erkundung neuer Speisen und Geschmäcker, sodass hier die Kita Gestaltungsmöglichkeiten aufgreifen kann und im Team Einigkeit über Ernährungsbildung herrschen sollte (vgl. ebenda, S. 9). Mahlzeiten sollten regelmäßig, aber mit Pausen angeboten werden, um das natürliche Sättigungs- und Hungergefühl des Kindes zu unterstützen, wohingegen Wasser immer zur Verfügung stehen sollte (vgl. ebenda, S.10-11). Die Mahlzeiten sollten nach Möglichkeit in einem festen Raum wie dem „Kinderestaurant" und nach fester Struktur, dem pädagogischen Konzept entsprechend, eingenommen werden (vgl. ebenda, S. 12).

Um ein Kind optimal zu versorgen, ist der regelmäßige Austausch zwischen Eltern und Kita wichtig. Die Information über Unverträglichkeiten ist genauso relevant, wie beispielsweise ein familiärer Umstieg auf eine vegetarische Ernährung (vgl. ebenda, S. 14). Zusätzlich können Eltern anhand des Speiseplans der Kita die eigenen Pläne berücksichtigen. Genauso gilt es, Auffälligkeiten wie ein nicht vorhandenes Sättigungsgefühl, Gewichtsschwankungen oder ein provokantes Essverhalten zu protokollieren und das Elterngespräch zu suchen (vgl. ebenda, S. 23).

Die pädagogische Fachkraft ist Vorbild fürs Kind (vgl. ebenda, S. 26). Im Team soll Einigung über die Haltung, die den Kindern zu Ernährung nähergebracht werden soll, auch dann herrschen, wenn sie nicht den eigenen Überzeugungen entspricht (vgl. ebenda). Hierbei ist auf die eigene Wortwahl, Reaktionen auf Verhalten und eine Vermeidung von Kategorisierungen in „gut und schlecht" bzw. „gesund und ungesund" zu achten (vgl. ebenda).

6. Pädagogische Prävention in der Kita

Wie bereits dargestellt, bereitet das theoretische Wissen um die Ernährung einen wichtigen Baustein zur Adipositasprävention. Dieses Wissen gilt es nun in die Praxis zu transferieren. Zunächst erfolgt eine Definition darüber, was Gesundheit kennzeichnet und wie jener Zustand zu erreichen ist. Anschließend erfolgen praktische Umsetzungen von Präventionsmaßnahmen und die Bedeutsamkeit der Bewegung als Bildungsbereich.

6.1 Wie wird „Gesundheit" definiert?

Die WHO definiert Gesundheit als „Zustand des vollkommenen, körperlichen seelischen und sozialen Wohlbefindens" (Schlack 2000, S. 77). Diese Definition verdeutlicht bereits die Komplexität der Gesundheit und ihre Interdisziplinarität. Teilbereiche der Kindheit sind in sozialer, psychischer und somatischer Gesundheit erhöhten Risiken ausgesetzt (vgl. ebenda, S. 57) und von drei großen Einflussfaktoren geprägt: der Sozioökonomie und Umwelt, der Lebensweise und dem Lebensstil, und individuellen Faktoren wie Alter und Geschlecht (vgl. Franzkowiak 2011, S. 43). Daraus ergibt sich für die soziale Arbeit ein besonderes Augenmerk für „Menschen mit besonderem Unterstützungsbedarf" (ebenda, S. 125), da ein großer Teil von Beeinträchtigungen vom eigenen Gesundheitsverhalten ausgeht (vgl. ebenda).

Als Maßnahme empfiehlt es sich, die Lebensweise eines Individuums in den Blick zu nehmen und seine Gesundheitsressourcen zu stärken (vgl. ebenda, S. 126). Gesundheitsförderung und Prävention kann dann sinnvoll sein, wenn sie zu einem frühen Zeitpunkt den Ablauf und die Folgen eines Störungsprozesses (in diesem Fall Übergewicht, was zu Adipositas und weiteren einhergehenden Folgeerkrankungen führen kann) unterbindet und revidiert (vgl. Schlack 2000, S. 60). Die positive Ressourcenstärkung fördert eine gesteigerte Resilienz und somit die Widerstandskraft eines Individuums gegenüber belastenden Lebenssituationen (vgl. Landesportal Schleswig-Holstein 2018a, S. 16). In der Kita umfasst Gesundheit neben der Gestaltung von Beziehungen das Erleben der eigenen körperlichen Gesundheit (vgl. ebenda).

6.2 Prävention von Übergewicht und Adipositas

Um die erfolgreiche Prävention von Übergewicht und Adipositas zu gewährleisten, muss die Prävention unter dem Aspekt der Ganzheitlichkeit betrachtet werden: Eine Kombination aus Ernährungsumstellung, Bewegung, Stressbewältigung, Verhaltensänderung und Einbezug der Eltern erweist sich als langfristig erfolgreich (vgl. Friedrich 2006, S. 19). Da Kinder flexibler und lernfähiger auf Veränderungen reagieren als Erwachsene, bildet die Ernährungserziehung im Kindesalter eine wichtige Instanz (vgl. Schlack 2000, S. 195).

Wie bereits in 3.2 dargestellt, durchläuft ein Kind immer wieder kritische Phasen des BMI Anstiegs. Die Daten der KOPS Studie belegen, dass Kinder, die im Alter von 5-7 Jahren ein oberes Normalgewicht aufweisen und sich in der besagten kritischen Phase befinden, in den folgenden vier Lebensjahren einem erhöhten Risiko einer überdurchschnittlichen Gewichtszunahme ausgesetzt sind (vgl. Graf 2007, S. 119). Wenn Kinder in diesem Alter eine Kita besuchen oder kurz vor dem Schuleintritt sind, steht die Kita im Mittelpunkt der Lebenswelt und stellt somit einen Handlungsraum dar. Aktionen wie das „Gesunde Frühstück", gemeinsame Mahlzeitenzubereitung oder Besuche örtlicher Höfe und Lebensmittelhersteller stellen einfache und umsetzbare Möglichkeiten dar (vgl. Leonhäuser 2009, S. 126). Die Kita sollte es sich zur Aufgabe machen, die Kinder zur aktiven Mitgestaltung und der Eigenverantwortung anzuregen, um einen positiven Zugang zum Thema Ernährung zu vermitteln (vgl. Landesportal Schleswig-Holstein 2018a, S. 19). Weitere Angebote lassen sich wie folgt gestalten:

- Selbstbestimmung des Kindes nach Hunger, Sättigung, Mengen und Vorlieben achten, gleichzeitig aber Vielfalt anbieten, um zum Ausprobieren anzuregen
- Beteiligung der Kinder am Essensplan
- Kennenlernen von Küchengeräten und deren Einsatz

- Besuch von Wochenmärkten inklusive Einkaufs regionaler Lebensmittel und deren Verzehr
- Verschiedene Obst- und Gemüsesorten in Variationen bereitstellen (roh, gekocht, geschnitten)
- Saat und Aufzucht von Pflanzen, z.B. ein eigener Gemüsegarten
- Den Speiseplan in Form von Bildern gestalten: Symbolbilder für Fleisch / Fisch, Gemüse, Getreide usw. Gestaltungsmöglichkeiten lassen sich ebenfalls mit den Kindern umsetzen (malen, tuschen, ausschneiden etc.)

(vgl. ebenda, S.19-20)

Außerdem beginnt Prävention bereits in der Ausbildung: ein geschultes Personal verkörpert ein Qualitätsmerkmal (vgl. Graf 2007, S. 121). Ernährung als Schulfach, Bewegungserziehung und -konzepte wie der „Bewegter Kindergarten" müssen ausgebaut, um großflächig umgesetzt zu werden (vgl. ebenda). Im Zuge dessen müssen die besagten Programme zusätzlich intensiver wissenschaftlich fundiert und ausgewertet werden, um einheitliche Qualitätsstandards einzuführen (vgl. ebenda, S. 122).

6.3 Bewegung als Bildungsbereich

Bezugnehmend auf Schleswig-Holstein umfasst Bewegung einen von sechs Bildungsbereichen, die im Bildungsauftrag für Kitas festgeschrieben sind (vgl. Landesportal Schleswig-Holstein 2018a, S. 6). Über Bewegung und Wahrnehmung erschließt ein Kind seine Umwelt und ermöglicht Lernprozesse (vgl. ebenda, S. 21). Für Kinder ist demnach der psychosoziale, emotionale und kognitive Aspekt der Bewegung von Bedeutung (vgl. Graf 2007, S. 63). Ein Bewegungsmangel kann zu Stagnationen oder zur Retardierung der körperlichen und motorischen Entwicklung zu führen (vgl. ebenda, S. 73). Weitere Kompetenzen, die nachweislich durch Bewegung gefördert werden, sind Kommunikation, Konfliktfähigkeit, Problemlösungsstrategien, Teamfähigkeit und Rollendefinition (vgl. Friedrich 2006, S. 41).

Präventiv ist Bewegung dann erfolgsversprechend, wenn der Spaß im Vordergrund steht (vgl. Finsterer 2006, S. 53) und die Fachkraft als Vorbild fungiert (vgl. Friedrich 2006, S. 42). Bewegung unter Zwang, Einseitigkeit und falschem Ehrgeiz ist nicht nur demotivierend, sondern schädigend (vgl. Schneider 2017, S. 295) Die intrinsische Motivation und der eigene Wille beim Kind sind entscheidend, um einen Bewegungserfolg zu erzielen (vgl. ebenda). Ein Bewegungsangebot sollte deshalb ohne Leistungsdruck stattfinden (vgl. ebenda). Konkrete Beispiele für ein Bewegungsangebot lauten:

- Ball-, Lauf und Fangspiele
- Bewegungslandschaften, Parcours, Niedrigseilgarten
- Aus Alltagsmaterialen Bewegungsspiele basteln
- Gleichgewichts- und Geschicklichkeitsspiele
- Tanz, Pantomime, Ausdruck
- Entspannungsgeschichte, Fantasiereisen, Yoga
  (vgl. Landesportal Schleswig-Holstein 2018a, S. 22).

Ein Bewegungsangebot hat das Ziel, dem Kind ein Vertrauen in seine Fähigkeiten zu ermöglichen (vgl. Finsterer 2006, S. 54). Für Kinder, die bereits Gewichtsprobleme haben oder durch ihr Gewicht in der Bewegung eingeschränkt sind, sind die Übungen so zu wählen, dass ihnen ein Teil der Gewichtslast genommen wird und ein Bewegungserfolg wahrscheinlich ist: dafür bieten sich Übungen im Sitzen mit einem leichten Ball oder mit dem Rücken an eine Wand gelehnt an (vgl. ebenda). Bewegung zielt hierbei vorwiegend auf Wohlbefinden und Erhalt der Beweglichkeit ab (vgl. Schneider 2017, S. 297).

In welchem Ausmaß Bewegung tatsächlich präventiv wirkt, lässt sich nicht messen; allerdings beeinflusst sie sehr wohl das Selbstwertgefühl und die positive Einschätzung der eigenen Gesundheit (vgl. ebenda, S. 293). Ein positives Selbstbild bildet auch für Kind eine wichtige Grundlage der Problembewältigung.

7. Fazit

Es ist deutlich, dass neben einer breiten Verfügbarkeit von Wissen und Informationen über Ernährung und Bewegung zahlreiche didaktische Umsetzungen vorhanden sind. Dennoch scheint es problematisch, Theorie und Praxis langfristig präventiv miteinander zu verbinden, obwohl Prävention deutliche Erfolge aufzeigt. Die Kita ist ein Ort, der für viele Kinder den Lebensmittelpunkt bildet und besitzt das Mittel der Vernetzung: durch gezielten Austausch und Zusammenarbeit zwischen Kita, Eltern und Kind gibt es Möglichkeiten, über Adipositas und Folgeerkrankungen aufzuklären und diese einzudämmen. Jedoch erfordert ein erfolgreiches Gelingen dafür eine Beteiligung aller Instanzen. Die Umsetzung von Ernährung und Bewegung in der Familie ist deutlich unzureichender, als die Kita es vorlebt. Zeitmangel, Desinteresse und Stress scheinen nur einige wenige Ursachen dafür zu sein; diese Faktoren zu unterbinden, geht weiter über die Kompetenzen von Kita-Fachkräften hinaus. Dennoch sind hier diese gefragt, das Wissen an die Eltern zu vermitteln und auf die Gesundheit ihrer Kinder aufmerksam zu machen.

Adipositasprävention sollte durchaus bereits im frühen Kindesalter in der Kita stattfinden, um gefährdete Kinder schnellstmöglich vor weiteren Folgeerkrankungen zu schützen. Im Kindesalter lassen sich Verhalten und Vorlieben noch eher beeinflussen, als später bei Jugendlichen. Hierbei geht es nicht nur um Wissensvermittlung und Kategorisierung von „gut und schlecht": Adipositas und Übergewicht sind sensible Themen, die heutzutage sehr negativ behaftet sind. Eltern und Fachkräfte haben die Aufgabe, Kindern mit Wertschätzung zu begegnen und diese Wertschätzung auch an nicht-betroffene Kinder zu vermitteln. Eine Wertevermittlung im Kindesalter kann übergewichtige Kinder vor negativen sozialen Folgen schützen. Ein positives Selbstbild und ein achtendes Umfeld begünstigen die kindliche Lernfreude: so entsteht das Interesse am Wissen um Ernährung und Bewegung von ganz allein.

Literaturverzeichnis

Czerwinski-Mast, M. et al (2003). Kieler Adipositaspräventionsstudie (KOPS.) Konzept und erste Ergebnisse der Vierjahres-Nachuntersuchgen. In: Bundesgesundheitsblatt – Gesundheitsforschung – Gesundheitsschutz 2003. Ausgabe 46. Seite 727-731.

Finsterer, Wolfgang (2006). Sport, Ernährung und Gewichtsreduktion bei Kindern und Jugendlichen. Balingen, Spitta Verlag

Franzkowiak, Peter & Hans Günther Homfeldt & Albert Mühlum (Hrsg.) (2011). Lehrbuch Gesundheit. Juventa, Weinheim und Basel

Friedrich, Wolfgang (2006): Sport, Ernährung und Gewichtsreduktion bei Kindern und Jugendlichen. Balingen: Spitta Verlag GmbH & Co. KG.

Fröhlich, Edmund; Finsterer, Susanne (2007): Generation Chips. Computer und Fastfood - was unsere Kinder in die Fettsucht treibt. Wien: Hubert Krenn VerlagsgmbH.

Graf, C. & S. Dordel & T. Reinherr (Hrsg.) (2007). Bewegungsmangel und Fehlernährung bei Kindern und Jugendlichen. Prävention und interdisziplinäre Therapieansätze bei Übergewicht und Adipositas. Köln, Deutscher Ärzte-Verlag

Johannsen, Maike (2009). Übergewicht bei 5-7jährigen Kindern – Analyse, Trends, Determinanten und gesundheitlichen Auswirkungen. Eine Untersuchung im Rahmen der Kieler Adipositas-Präventionsstudie (KOPS) In: Schriftenreihe des Instituts für Humanernährung und Lebensmittelkunde der Christian-Albrechts-Universität zu Kiel. Band 52/2009. Tönning, Der Andere Verlag

Kersting, Mathilde (2009): Kinderernährung Aktuell. Schwerpunkte für Gesundheitsförderung und Prävention. Sulzbach im Taunus: UMSCHAU ZEIT SCHRIFTENVERLAG GMBH (Fachbuchreihe der Ernährungsumschau).

Lange, Dominique (2009). Einfluss von sozialen Faktoren und der Lebenswelten auf den Ernährungszustand und Lebensstil von Kindern und

Jugendlichen der Kieler Adipositas-Präventionsstudie (KOPS) In: Schriftenreihe des Instituts für Humanernährung und Lebensmittelkunde der Christan-Albrechts-Universität zu Kiel. Band 53/2009. Tönning, Der Andere Verlag

Leonhäuser, Ingrid-Ute; Meier-Gräwe, Uta; Möser, Anke; Zander, Uta; Köhler, Jacqueline (2009): Essalltag in Familien. Ernährungsversorgung zwischen privatem und öffentlichem Raum. Wiesbaden: VS Verlag für Sozialwissenschaften.

Reinehr, Thomas; Kersting, Mathilde; van-Teeffelen-Heithoff, Agnes; Widhalm, Kurt (2012): Pädiatrische Ernährungsmedizin. Grundlagen und praktische Anwendungen. Stuttgart: Schattauer Gmbh.

Schlack, Hans G. (Hrsg.) (2000). Sozialpädiatrie. München, Urban & Fischer Verlag

Schneider, Volker (2017). Gesundheitspädagogik. Einführung in Theorie und Praxis. 3. Auflage. Wiesbaden, Springer VS

Internetquellen

Bundeszentrale für gesundheitliche Aufklärung (BZgA) (o.J.). „Übergewicht in Zahlen". https://www.bzgakinderuebergewicht.de/vertiefendeinformationen/fakten-und-folgen/uebergewicht-in-zahlen/ Zugriff 16.12.2018

Landesportal Schleswig-Holstein (2018a). „Erfolgreich starten". Handreichung für Körper, Gesundheit und Bewegung in Kindertageseinrichtungen. https://www.schleswigholstein.de/DE/Fachinhalte/K/kindertageseinrichtungen/downloads/download_handreichung_koerper_gesundheit_bewegung.pdf?__blob=publicationFile&v=2. Zugriff 13.12.2018

Landesportal Schleswig-Holstein (2018b). „Lecker essen – gut ernähren". Qualität in der Kita Verpflegung. https://www.schleswigholstein.de/DE/Landesregierung/VIII/Service/Broschueren/Broschueren_VIII/Kita/ErnaehrungIn DerKita.html. Zugriff 01.12.2018

Abbildungsverzeichnis

Abbildung 1: Zeitplan der Kieler Adipositasstudie (KOPS). vgl. Czerwinski-Mast 2003, S. 729

Abbildung 2: Checkliste für die Beurteilung eines Speiseplans gemäß der Optimierten Mischkost (nach FKE 2010). vgl. Reinehr 2012, S. 133

BEI GRIN MACHT SICH IHR
WISSEN BEZAHLT

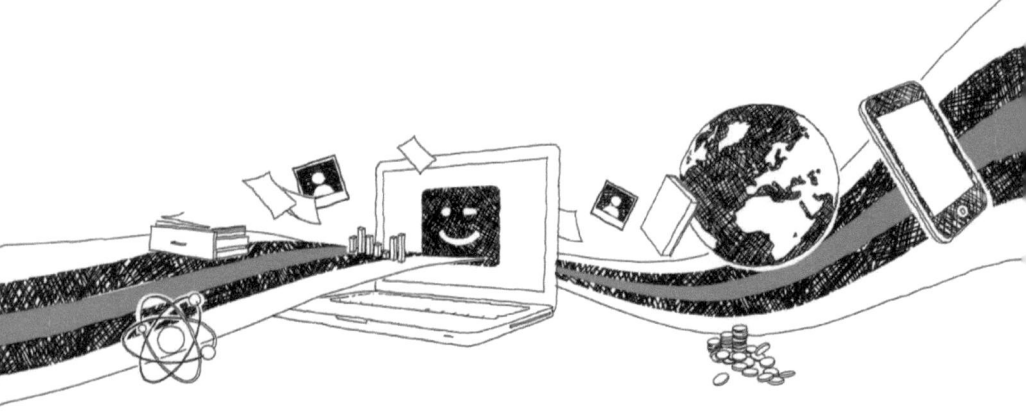

- Wir veröffentlichen Ihre Hausarbeit,
  Bachelor- und Masterarbeit

- Ihr eigenes eBook und Buch -
  weltweit in allen wichtigen Shops

- Verdienen Sie an jedem Verkauf

Jetzt bei www.GRIN.com hochladen
und kostenlos publizieren

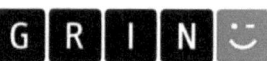